BEI GRIN MACHT SICH IHR WISSEN BEZAHLT

- Wir veröffentlichen Ihre Hausarbeit, Bachelor- und Masterarbeit

- Ihr eigenes eBook und Buch - weltweit in allen wichtigen Shops

- Verdienen Sie an jedem Verkauf

Jetzt bei www.GRIN.com hochladen und kostenlos publizieren

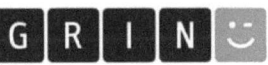

Edelgard Kaczmarek

Modelle der Verhaltensänderung: Selbstregulation, Ernährungsumstellung und das Transtheoretische Modell (TTM)

Von welchen Faktoren hängt eine dauerhafte Verhaltensänderung ab?

GRIN Verlag

Bibliografische Information der Deutschen Nationalbibliothek:

Die Deutsche Bibliothek verzeichnet diese Publikation in der Deutschen National-
bibliografie; detaillierte bibliografische Daten sind im Internet über http://dnb.d-
nb.de/ abrufbar.

Impressum:

Copyright © 2013 GRIN Verlag GmbH
Druck und Bindung: Books on Demand GmbH, Norderstedt Germany
ISBN: 978-3-656-87113-2

Dieses Buch bei GRIN:

http://www.grin.com/de/e-book/285591/modelle-der-verhaltensaenderung-selbst-
regulation-ernaehrungsumstellung

GRIN - Your knowledge has value

Der GRIN Verlag publiziert seit 1998 wissenschaftliche Arbeiten von Studenten, Hochschullehrern und anderen Akademikern als eBook und gedrucktes Buch. Die Verlagswebsite www.grin.com ist die ideale Plattform zur Veröffentlichung von Hausarbeiten, Abschlussarbeiten, wissenschaftlichen Aufsätzen, Dissertationen und Fachbüchern.

Besuchen Sie uns im Internet:

http://www.grin.com/

http://www.facebook.com/grincom

http://www.twitter.com/grin_com

Inhalt

1.0. Selbstregulationsfähigkeit eines 35 jährigen Finanzbeamten

Mein Klient ist 35 Jahre jung. Er arbeitet im Finanzamt und hat dort überwiegend eine sitzende Tätigkeit. Er leidet seit 3 Monaten an Schmerzen im Lendenwirbelbereich. Sein Orthopäde empfiehl ihm regelmäßig Sport auszuüben. Nun möchte mein Klient hauptsächlich seine Rückenmuskulatur stärken, um seine Schmerzen dauerhaft zu lindern.

1.1. Definition

Unter Selbstregulationsfähigkeit versteht man das Vermögen, sich selbst zu Organisieren und dadurch äußere Anforderungen aktiv und wirkungsvoll gestalten zu können (Prof. Dr. Pieter, 2012).

Laut Bandura (1997, 2008) versteht man unter Selbstregulationsfähigkeit das Planen und Verfolgen von Handlungen, Gedanken und Gefühlen, die den persönlichen Zielen angepasst werden bzw. das Ziel über sich verändernde Umstände hinweg aufrechtzuerhalten (Prof. Dr. Pieter, 2012).

1.2. Merkmale der Selbstregulationsfähigkeit

Tab. 1: Merkmale der Selbstregulationsfähigkeit (eigene Darstellung, 2013).

Gute Ausprägung	Weniger gute Ausprägung
Selbstbestimmt	Fremdbestimmt
Organisiert	Desorganisiert
Kommunikationsfreudig	Kommunikationslosigkeit
Selbstvertrauen	Selbstzweifel
Zielstrebigkeit	Gleichgültigkeit
Aktiv	Passiv
Positives Denken	Negatives Denken
Entspannt	Angespannt

1.3. Fragebogen zur Selbstwirksamkeitserwartung für den Finanzbeamten

Tab. 2: Fragebogen zur Selbstwirksamkeitserwartung (eigene Darstellung, 2013)

Beurteilungskriterium Trauen Sie sich zu....	auf keinen Fall (1)	nicht sicher (2)	vielleicht (3)	sicher (4)	ganz sicher (5)	auf jeden fall (6)
... die Treppe zu benutzen?						
....mindestens 1x in der Woche zur Wirbelsäulengymnastik zu gehen?						

3

Beurteilungskriterium Trauen Sie sich zu....	auf keinen Fall (1)	nicht sicher (2)	vielleicht (3)	sicher (4)	ganz sicher (5)	auf jeden fall (6)
....auch nach einem Muskelkater, wieder Sport auszuführen?						
....auch Übungen für den Rücken zu Hause auszuführen?						
....auch wenn Sie gestresst sind, körperlich aktiv zu sein?						
....2-3x wöchentlich zum Sport zu gehen?						
.....auch alleine zum Sport zu fahren?						
.... auch zum Sport zu fahren, wenn etwas Interessantes im Fernsehen läuft?						
....das regelmäßige zum Sport gehen, fest in Ihren Alltag zu integrieren?						

1.4. Auswertung der kleinen Umfrage (Fragebogen des Finanzbeamten)

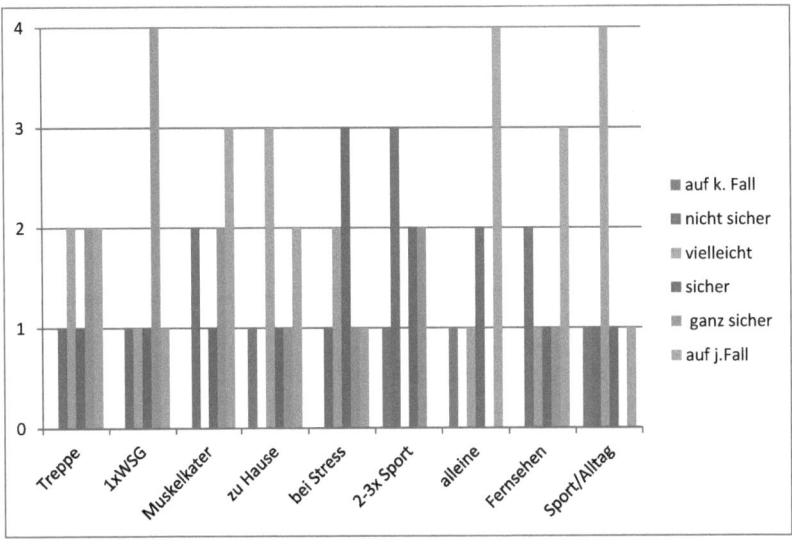

Abb. 1: Gesamtauswertung der Fragebögen (eigene Darstellung, 2013)

In dieser kleinen Umfrage wurden acht Personen im Alter zwischen 25 und 42 Jahren interviewt. Sie haben verschiedene Qualifikationen hinsichtlich ihrer Schulbildung. Auch wurden Männer und Frauen befragt. Unter Ihnen befinden sich drei Personen mit Abitur, zwei von Ihnen studieren gerade und die weiteren fünf Personen haben Ihren Realschulabschluss und eine abgeschlossene Berufsausbildung. Die Umfrage zeigt deutlich, dass die meisten der Befragten selten die Antwortoptionen „auf keinen Fall" und „nicht sicher" nutzten. Auffällig ist dennoch das zwei Probanden häufig diese Antworten gaben. Des Weiteren zeigt diese kleine Umfrage, dass viele der Teilnehmer in Ihrer Selbstwirksamkeitserwartung Ähnlichkeiten aufweisen. Jedoch zeigt diese Umfrage auch das zwei der Befragten, eher die Bewertungspunkte „ganz sicher" und „auf jeden Fall" nutzten, was auf eine höhere Selbstwirksamkeitserwartung hinweist.

Um aber genauere Aussagen über die Selbstwirksamkeitserwartungen machen zu können, wären weitere Studien notwendig, in denen man noch mal speziell darauf achtet das der Altersunterschied nicht so groß ist (hier beträgt bei acht Befragten der Altersunterschied max. 17 Jahre zueinander), genauso viele Männer, wie Frauen befragt werden und auch auf den Bildungsstand geachtet wird. Aus meiner Umfrage kann ich keine zuverlässigen Aussagen geben über den Unterschied Selbstwirksamkeitserwartungen zwischen Männern und Frauen (da mehr Frauen befragt wurden) und ob die Selbstwirksamkeitserwartung auch vom Bildungsstand abhängig ist oder nicht (denn die beiden Befragten die eine höhere Selbstwirksamkeitserwartung als die andern Teilnehmer aufwiesen, hatten einen unterschiedlichen Bildungsstand).

2.0. Programm zur Ernährungsumstellung in einer Gruppe von fünf Personen die mindestens eine Allergie aufweisen.

2.1. Im Kurs müssen folgende Themen bearbeitet werden, innerhalb der Intentionsphase.

Meine Gruppe besteht aus fünf Personen, im Alter zwischen 30 und 40 Jahren. Alle haben sich entschlossen an diesem Programm zur Ernährungsumstellung teilzunehmen. Alle fünf Personen sind Allergiker. Zwei der Klienten haben zusätzlich Übergewicht. Alle Gruppenteilnehmer sind beruflich stark eingebunden und arbeiten in unterschiedlichen Branchen. Die Teilnehmer waren zuvor bei einer Informationsveranstaltung zu dieser Gruppe.

In der Intentionsphase müssen mit den Teilnehmern mehrere Aufgaben bearbeitet werden. Bevor man aber mit einer Gruppe beginnen kann an der Ernährungsumstellung zu arbeiten, muss noch festgehalten werden, dass sowohl von den Teilnehmern wie auch von dem Kursleiter einige Eigenschaften eingehalten werden sollten. Zu diesen Compliance gehören unter anderem bei den Teilnehmern die

Bereitschaft etwas ändern zu wollen und die abgesprochenen Aktivitäten z.b. den neu erstellten Ernährungsplan einzuhalten, auch wenn das z.b. bedeutet nur noch Maisbrot zu essen, weniger Schokolade zu konsumieren und ähnliches und die Ernährungsumstellung fest in den Alltag zu integrieren. Für den Kursleiter bedeutet dies keine Einschüchterungstaktiken zu verwenden, sondern jeden Teilnehmer individuell zu beraten, zu unterstützen und immer ein offenes Ohr für die Anliegen der Teilnehmer zu haben, um ein Vertrauensverhältnis zu der Gruppe aufbauen zu können, also einen sogenannten Rapport herzustellen. Außerdem sollte die Gruppe sehen, dass der Kursleiter gerne mit ihnen arbeitet und es ihm nicht an der nötigen Motivation und Geduld mangelt (Präsenzphase , 2013).

Denn nur wenn die Gruppe ein Vertrauensverhältnis zu mir aufbaut, kann ich in Erfahrung bringen was die einzelnen Teilnehmer bewegt und gerade für die Intentionsphase ist dies sehr wichtig um die Wünsche, Hoffnungen und Bedenken, die mit der Teilnahme an dem Kurs zur Ernährungsumstellung verbunden sind, in Erfahrung zu bringen (Präsenzphase , 2013).

Jeder der Teilnehmer kann äußern, was er für Erwartungen an den Kurs hat. Außerdem können bisherige Erfahrungen geäußert werden, die den anderen Personen Motivation oder auch Trost bringen können. So sehen die anderen Teilnehmer was die Gruppe bewegt und können sich gegenseitig unterstützen. Um mit der Ernährungsumstellung zu beginnen muss ich mit der Gruppe und mit jedem einzelnem seine Wünsche erarbeiten und aus dem größten Wunsch versuchen dem Teilnehmer ein Ziel formulieren zu lassen. Er muss sich mit dem Ziel identifizieren können. Das erreicht man mit Gruppenberatungen, in denen man die Wünsche genauer betrachtet, die jeder einzelne hat. In komplizierteren Fällen kann man auch Einzelberatungen anbieten. Bei den Beratungen ist darauf zu achten das die Teilnehmer mehr gefordert werden. Außerdem sollte der Kursleiter immer wieder mit Hin-zu –Werten und mit Hervorhebungen der Kompetenzen des Teilnehmers arbeiten, das stärkt die Selbstwirksamkeitserwartung und damit die Chance auf ein Erfolgserlebnis (Präsenzphase , 2013).

Die Teilnehmer sollen selber ihre Wünsche hinterfragen und abwägen, welcher Wunsch wichtig erscheint, denn es ist nicht jeder Wunsch realisierbar. Da in der Intentionsphase eine Entscheidung getroffen werden soll, müssen die Beweggründe warum man sich für diesen Wunsch entschieden hat hinterfragt werden. Die Kriterien um eine Auswahl treffen zu können liegen hier in der Analyse ob man durch sein eigenes Handeln seinen Wunsch erfüllen kann und ob die momentane Situation, in der man sich eingebunden fühlt, dies positiv oder negativ beeinflusst. Des Weiteren werden auch die Konsequenzen, die bei Erfolg oder Misserfolg eintreten können, abgewogen, auch die Selbstwirksamkeitserwartung des Teilnehmers beeinflusst die Realisierbarkeit des Wunsches und damit auch das Erreichen des Zieles (Gollwitzer, 1991).

Um zu sehen wie die Teilnehmer ihre Zeit verbringen und was für sie wichtig ist bieten sich Mind-maps an. Der Kursleiter gibt Handlungsfelder vor und jeder Teilnehmer hat nun die Möglichkeit weitere Äste dazuzuschreiben. Dann sollen die Personen z.b. durch eine Prozentangabe entscheiden, wie wichtig die einzelnen Bereiche in ihrem Leben sind. Das hat den Vorteil, dass jeder Teilnehmer sieht was er so leistet und der Kursleiter kann besser auf die individuellen Bedürfnisse reagieren und die Ernährungsumstellung besser in das aktuelle Lebenskonzept einbinden. Durch das Hinterfragen der Beweggründe für eine Ernährungsumstellung werden in dem Klienten kognitiv-emotionale Prozesse angeregt und Gefühle hervorgerufen, die dafür wichtig sind das sich der Teilnehmer mit seinem Ziel identifiziert (Prof. Dr. Pieter, 2012).

Sind die Beweggründe hinterfragt, wird eine individuelle Einsortierung nach Wichtigkeit vorgenommen. Die Gruppe unterstützt sich gegenseitig bei der Erstellung der individuellen Listen, der Kursleiter gibt nur Unterstützung zur Selbsthilfe, er coacht den Kurs. Auf der Liste der Teilnehmer kann z.B. Abnehmen, Gesünder leben und ähnliches stehen. Ist die Liste erstellt, geht man über, die Kosten und den gewonnenen Nutzen daraus abzuleiten. Hier bieten sich beispielsweise die Kosten-Nutzen-Waage oder ein Vierfelder-Schema an. Eine Tabelle um die Kosten und Nutzen abzuwägen ist auch eine Möglichkeit. Der Nutzen sollte höher, sein als die Kosten, ist dies nicht gegeben, muss der ganze Weg zur Zielbildung nochmals durchlaufen werden bzw. ist der Klient noch nicht soweit, sein Verhalten zu ändern. Mit der Gruppe sollten auch die möglichen Barrieren wie z.b. mein Freund würde nicht mal 1x die Woche Fisch essen, meine Freunde glauben nicht das meine Allergiesymptome gelindert werden, wenn ich meine Ernährung umstelle, ich muss viel zu lange Arbeiten um mich an den neuen Ernährungsplan zu halten usw. besprochen werden. Gemeinsam durch offene Fragen kann dann eine Lösung gefunden werden wie man trotz Barrieren an dem Kurs erfolgreich teilnehmen kann. Die Lösungsansätze sind ganz individuell zu suchen und durch das eigene Aussprechen wirksamer. Der Kursleiter unterstützt nur bei der Suche nach Antworten, er gibt keinen Weg vor, den Weg muss jeder Klient selber finden. Haben alle fünf Personen sich für ein Ziel entschieden ist die Fazittendenz abgeschlossen (Prof. Dr. Pieter, 2012).

2.2. Checkliste zum Hinterfragen der Beweggründe für die geplante Verhaltensänderung:

Checkliste:

Wie fühlen Sie sich?

Was löst dieses Gefühl bei Ihnen aus?

Was stört Sie an Ihren jetzigen Verhalten?

Wie sind Ihre Essgewohnheiten?

Wann naschen Sie?

Was empfinden Sie beim Naschen vor dem Fernseher/ bei Stress (und/ oder bei ähnlichen Situationen)?

Welche Probleme sehen Sie?

Was sagen Ihre Freunde / Ihre Familie dazu?

Wie empfinden Sie das Gesagte Ihrer Freunde /Familie?

Werden Sie unterstützt?

Warum haben Sie sich entschlossen an der Gruppe zur Ernährungsumstellung teilzunehmen?

Was möchten Sie konkret verändern?

Warum wollen Sie .... verändern?

Wo liegen Ihre Bedenken?

Was sind ihre Erwartungen an unsere Gruppe?

Je nach Antwort des Klienten würde ich weitere Fragen einschieben oder auch mal eine Frage austauschen oder erst gar nicht stellen.

2.3. Die geplante Verhaltensänderung in die eigenen Ziele einordnen.

Eine Möglichkeit dem Klienten bewusst zu machen das die geplante Verhaltensänderung in die persönliche Zielhierarchie einzuordnen ist, besteht in dem Erstellen eines Mind-maps (Prof. Dr. Pieter, 2012).

Ich bereite für meine Gruppe einen Zettel vor auf dem in der Mitte eine Abbildung eines Menschen zu sehen ist. Des Weiteren gebe ich die wichtigsten Handlungsfelder vor. Die Hauptäste sind die Arme und die Beine und der Kopf. Der Kopf bildet den Hauptast Familie, die Arme die Äste Gesundheit und Beruf, die Beine die Handlungsfelder Hobbys/Kontakte und sonstiges (siehe Abb.2) (Prof. Dr. Pieter, 2012).

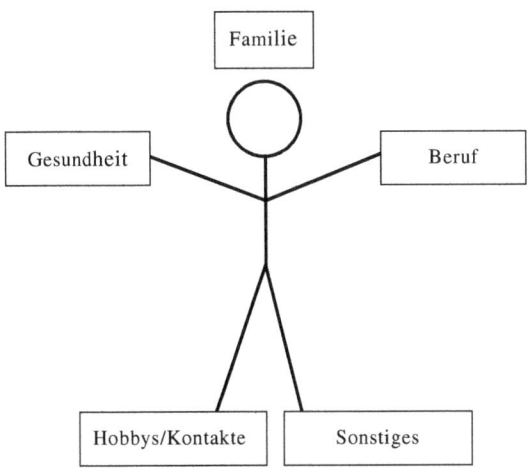

Abb. 2: Mind-Map (Eigene Darstellung, 2013)

Mit Hilfe des Flipcharts zeige und erkläre ich, anhand eines Beispiels, was mir bei der Vervollständigung des Mind-maps wichtig ist. Nun bitte ich jeden Teilnehmer individuell seine Nebenäste einzuzeichnen und zu beschriften z.B.: für das Handlungsfeld Familie: Kind in den Kindergarten bringen, kranke Oma pflegen, Kochen, usw. (Prof. Dr. Pieter, 2012).

Wenn alle Klienten ihre Mind-map konkretisiert haben, bitte ich die Teilnehmer 100% auf die einzelnen Handlungsfelder zu verteilen, unter Beachtung des zeitlichen Aufwandes des entsprechenden Handlungsfeldes. Wenn alle mit dem Verteilen fertig sind, bekommen Sie die Möglichkeit innerhalb der Handlungsfelder zu differenzieren. Bevor ich eine Einzelberatung oder eine Gruppendiskussion führen kann, analysiere ich die Mind-maps. Durch die Analyse bekomme ich Informationen, an die ich anknüpfen kann und jeden meiner Klienten, so coachen kann das er eine individuelle und realistische Handlungsplanung erstellt (Prof. Dr. Pieter, 2012).

Unter coachen versteht man die konsequente und zielorientierte Förderung von Einzelpersonen, Gruppen, Teams und Organisationen mit dem Ziel des vollen Einsatzes ihrer Kompetenzen. In ihrem wertneutralen Entwicklungsprozess werden alle wichtigen Umstände und Zusammenhänge reflektiert und bearbeitet (Fischer, 2009).

Unter Beratung versteht man, dass der Berater seinen Kunden eine Lösung präsentiert. Der Unterschied zwischen Beratung und Coachen besteht darin das in der Beratung dem Kunden ein Ziel präsentiert wird. Beim coachen dagegen wird nur „Hilfe zur Selbsthilfe" gegeben und den Rest macht der Klient alleine (Prof. Dr. Pieter, 2012).

Ich finde das Coaching besser und gebe immer Hilfe zur Selbsthilfe. Denn ich denke, dass mein Klient davon mehr hat, weil er weiß wofür er sein Verhalten ändert.

Nach meiner Analyse weiß ich welcher Teilnehmer wie viel Zeit für was investiert. In der Einzelberatung lasse ich meinen Klienten seine Mind-map analysieren und durch offene Fragen, die ich stelle, herausarbeiten wo noch Potenzial für die geplante Ernährungsumstellung besteht oder ob man seine Prioritäten anders setzen könnte usw. Zwischendurch spreche ich ihm Lob aus, für seine Leistungen und baue ihn auf mit positivem Zuspruch. Das hat den Vorteil, dass sich mein Teilnehmer intensiv mit seiner aktuellen Situation beschäftigt und selber nach Möglichkeiten sucht, um den Kurs erfolgreich abzuschließen. Durch die Veranschaulichung der täglichen Aufgaben, wird meinem Klienten vielleicht auch erst bewusst, was er immer leistet.

Bei der Analyse vergleiche ich die Mind-maps auf ähnliche Prioritäten, sodass ich in der Gruppendiskussion ein Handlungsfeld ansprechen kann z.B. haben die fünf Teilnehmer beim Handlungsfeld Familie 10% / 45% / 3% / 50% und 48% angegeben. Drei der Teilnehmer verbringen also fast die Hälfte ihrer Zeit mit Verpflichtungen innerhalb der Familie. Beispielsweise könnte es sein das einer der Klienten seine Verwandten durch einen Unfall verloren hat und deshalb nur einen sehr kleinen Wert angegeben hat. Man könnte also eine Diskussion beginnen mit der Frage: „ Was fällt Ihnen zum Thema Familie ein? “ Wenn nötig, also wenn die Gruppe nicht weiterkommt oder gar nicht diskutiert wird, wirft man eine weitere Frage ein, diese könnte lauten: „ Werden Sie von Ihrer Familie unterstützt?“ Durch solche Diskussionen stärkt sich die Gruppe gegenseitig und erhält dadurch soziale Bestätigung. Man sieht vielleicht sogar, dass ähnliche Probleme innerhalb der Familie auftreten oder dass man andere ähnliche Ereignisse innerhalb der Familie erlebt hat. Durch diesen Austausch und vielleicht durch die unterschiedlichen Meinungen baut man sich gegenseitig auf und wird motiviert den Kurs zur Ernährungsumstellung bis zum Ende durchzuhalten.

2.4. Kosten und Nutzen der geplanten Verhaltensänderung.

Das erlebte Kosten-Nutzen-Verhältnis kann durch eine Kosten-Nutzen-Waage, eines Vierfelder-Schemas oder einer Tabelle erfasst werden. Ich bitte meine Klienten sich eine Waage mit zwei Waagschalen vorzustellen und diese zu skizzieren, in die eine Schale sollen die Vorteile der Ernährungsumstellung hinein geschrieben werden, in die andere die Nachteile. Als Vorteile könnten in die Waagschale z.B.: Linderung von Allergiesymptomen, Wohlbefinden, gesünder leben, weniger Risiko zu erkranken, bessere Figur und ähnliches gelegt werden. Als Nachteile könnten genannt werden: mühsam, hoher Zeitaufwand, hohe Kosten usw. Haben meine Teilnehmer alles notiert bitte ich ein Gewicht für alle notierten Punkte zu geben und diese für jede Waageschale zusammen zu rechnen. Das könnte beispielsweise folgender Maßen aussehen: Linderung von Allergiesymptomen 15 kg, Wohlbefinden 10 kg, gesünder leben 8 kg, geringeres Risiko zu erkranken 10 kg, bessere Figur 4 kg. Das sind insgesamt 47 kg auf der Waagschale der Vorteile. Auf der Waagschale der Nachteile liegen beispielsweise mühsam 10 kg, hoher Zeitaufwand 13 kg, hohe Kosten 20 kg. Die Waagschale mit den Nachteilen wiegt insgesamt 43 kg.

Die Waageschale mit den Vorteilen ist also um 4 kg schwerer und hängt unten. Durch das Abwiegen der Vor- und Nachteile sieht der Klient wie wichtig ihm die genannten Punkte sind und das der Nutzen viel wertvoller ist, als die Kosten. Wenn bei dieser Methode die Kosten überwiegen ist der Teilnehmer noch nicht soweit wirklich etwas an seiner Ernährung zu ändern (Prof. Dr. Pieter, 2012).

Eine weitere Möglichkeit um das Kosten-Nutzen-Verhältnis zu erfassen ist das Vierfelder-Schema. Hierzu benötige ich einen Flipchart und einen Stift. Ich zeichne ein Vierfelder-Schema auf und bitte meine Klienten dieses Vierfelder-Schema zu übernehmen und auszufüllen. Folgende Abbildung zeigt wie in der Gruppe zur Ernährungsumstellung dieses Schema ausgefüllt aussehen könnte (Prof. Dr. Pieter, 2012):

Folgen	Beibehaltung	Veränderung
kurzfristige	- Zufriedenheit	- Vorfreude
	- schlechtes Gewissen	- Organisationsaufwand
langfristige	- Erkrankungen	- Wohlbefinden
	- negatives Selbstbild	- bessere Figur
	- Unzufriedenheit	- Leistungsfähiger

Abb. 3 : Beispiel wie das Vierfelder-Schema aussehen könnte (eigene Darstellung,2013).

Ist die Gruppe fertig, werden die Schemas ausgewertet. Bevor ich auf die Auswertung eingehe, wende ich mich der nächsten Möglichkeit zu: der Tabelle. Auch hier bitte ich meine Teilnehmer eine Tabelle mit drei Spalten zu erstellen. In die erste Spalte werden die Argumente festgehalten die für eine Veränderung sprechen, daneben die Dinge die dagegen sprechen und in der dritten Spalte was den Klienten hindern könnte die Ernährungsumstellung zu realisieren. Die Tabelle könnte beispielsweise so aussehen (Prof. Dr. Pieter, 2012):

Tab. 3: Erfassung der Entscheidungsbalance und Barrieren (eigene Darstellung,2013).

für Veränderung spricht	für Beibehaltung spricht	was mich an der Realisierung hindern könnte
- Linderung von Allergien - Wohlbefinden - gesünder leben - weniger Krankheitsrisiken - Abnehmen - positives Selbstbild - bessere Figur - soziale Kontakte	- Gewohnheit - Zufriedenheit - weniger Zeitaufwendig - preisgünstiger	- wenn ich krank werde - länger arbeiten muss - keine Unterstützung erhalte - Heißhunger auf Süßes

Nun zur Auswertung bei allen drei Möglichkeiten suche ich mir die stärksten Gründe für die Ernährungsumstellung heraus. Bei der Kosten-Nutzen-Waage wären das die Linderung der Allergiesymptome und das Wohlbefinden. Beim Vierfelder-Schema ist die Auswahl schon schwerer, aber ich denke auch dort ist es das Wohlbefinden und von der Tabelle sind es wohl auch die Punkte Linderung der Allergiesymptome und Wohlbefinden. Mit diesen Informationen kann ich die Interventionsmaßnahmen zielgerichteter planen und meinen Klienten bei der Umsetzung der Zielbildung besser unterstützen. Im Gespräch versuche ich eine hohe Einheit zwischen rationalen und emotionalen Begründungen der Veränderungsabsicht zu erreichen. Auch hierbei eignen sich Gruppengespräche. Die Hilfs- und Arbeitsmittel sind lediglich Papier und Stift, durch das notieren der Vor- und Nachteile, macht sich der Klient diese bewusst und findet so möglicher Weise auch Ansätze zur Veränderung. Weitere Hilfen biete ich, indem ich das ganze coache und die Stärken des einzelnen Teilnehmers hervorhebe, also die Ressourcen aufzeige, Lob verteile und mit Hin-zu- Werte arbeite, Barrieren gering halte und Nachteile abschwäche (Prof. Dr. Pieter, 2012).

Ich würde die Kosten-Nutzen- Waage nutzen, denn ich finde bei ihr kann man am leichtesten erkennen, was dem Klienten wirklich wichtig ist. Außerdem ist es eine Visualisierung mit dem die rechte Hemisphäre angesprochen wird. Die rechte Hemisphäre erfasst die emotionale Bedeutung der Informationen und für meinen Kunden wird es einfacher sich mit der Ernährungsumstellung anzufreunden und sich mit ihr zu identifizieren (Prof. Dr. Pieter, 2012).

2.5. Handlungswirksame Zielsetzung:

Mein Klient sollte seine Zielsetzung selber formulieren. Die Zielsetzung sollte in der Gegenwart geäußert werden, z.B.: Ich nehme ab (Prof. Dr. Pieter, 2012).

Außerdem sollte ich als Berater darauf achten das der Kunde sein Ziel, nach der „SMART" –Formel entwickelt. Das bedeutet Spezifisch, also so konkret wie es möglich ist. Messbar, man muss eine Möglichkeit haben, woran man erkennt in wie weit man sein Ziel bereits erreicht hat. Das Ziel sollte für den Klienten Attraktiv sein, damit er es auch wirklich erreichen möchte. Auch sollte man darauf achten das der Kunde sich kein zu großes Ziel setzt, also dass das Ziel Realistisch ist und damit der Frust und die Enttäuschung gar nicht erst auftreten. Die Zielsetzung sollte eine Zeitangabe besitzen, bis wann das Ziel erreicht sein soll, die sogenannte Terminierung (Borstnar, 2004).

Beispiel konkretes, handlungswirksames Ziel: „ Ich nehme einmal in der Woche an der Gruppe zur Ernährungsumstellung teil, setze das was ich dort Erfahre aktiv im Alltag ein und werde weniger Medikamente gegen meine Allergiesymptome innerhalb der nächsten 2 Monate benötigen."

3.0. Das Transtheoretische Modell (TTM) zur Verhaltensänderung.

3.1. Ausgangssituation des Klienten

Mein Klient ist 42 Jahre jung und arbeitet in einer Firma, die für Lüftungsanlagen zuständig ist. Er hat eine sitzende Tätigkeit und zeichnet am Computer Schaltpläne der Lüftungsanlagen. In seiner Freizeit geht er 2x in der Woche mit seinem Sohn zum Fußball Training und hilft manchmal dem Trainer. Er selbst macht aber keinen Sport, er verwendet nicht einmal die Treppe, sondern den Aufzug. Er erzählt, wenn er doch mal die Treppe läuft, fangen seine Kniegelenke zu Schmerzen an, er wohnt im dritten Stock. In seiner Freizeit sitzt er gerne am Computer und spielt Strategiespiele, vergleichbar mit dem Spiel Siedler von Catan oder lässt sich vom Fernseher berieseln. Durch seine Arbeitszeiten und die Verpflichtungen seines Sohnes gegenüber, isst er teilweise erst um 20 Uhr Warm. Mein Klient gesteht, dass er durchaus auch mal zwei Puddings zum Nachtisch isst und teilweise beim Fernsehen noch Kekse nascht. Er sagt auch das seine Frau sich sorgen um seine Gesundheit mache und ihn immer wieder motiviert etwas zu tun um abzunehmen. Sie fordert ihm auch auf ein wenig Sport zu treiben. Er gibt an das es schwer sei, sich Zeit für Sport zu nehmen, da seine Frau im Schichtdienst arbeitet. Seine Frau würde ihn aber bei seinem Vorhaben unterstützen.

Zurzeit besteht das Leben von meinem Klienten aus Arbeit, fürs Kind da sein und abends beim Spielen oder Fernsehen zu entspannen. Seine Frau unterstützt ihn bei allen Dingen und versucht ihm zu motivieren, auch mal sich selber etwas zu gönnen. Sie bringt oder holt den Sohn aus der Schule ab und macht gerne mit ihrem Sohn die Hausaufgaben, teilweise macht das aber auch mein Klient, nämlich dann wenn seine Frau Spätdienst hat.

Seine Frau hat eine vier Tage Arbeitswoche und unterstützt meinen Kunden, wenn sie Frühdienst hat und an Ihren drei freien Tagen. Wenn Sie Spätdienst hat liegt die Unterstützung nur darin das Sie Ihren Sohn in die Schule bringt.

3.2. Prozess der Verhaltensänderung nach dem TTM.

Die erste Phase: Absichtslosigkeit (Bengel, 2009)

Mein Klient hat in der Phase der Absichtslosigkeit kein Einsehen in seine Situation gehabt. Als seine Allgemeinmedizinerin ihm mitteilte, dass es sinnvoll wäre abzunehmen, ärgerte er sich sehr darüber. Er erzählte es wütend seiner Frau, die sehr behutsam auf ihn einging. Aber seine Frau gab ihm Fachzeitschriften zum Lesen. Obwohl diese Berichte auf die erhöhten Krankheitsrisiken wie Schlafapnoe, koronare Herzkrankheiten und ähnliches hinwiesen, interessierte es ihm nicht. Ihm fehlte das Problembewusstsein für die Konsequenzen die entstehen können, wenn er sein Verhalten nicht ändert. Das charakteristische Verhalten dieser Phase zeigte mein Klient durch das Fehlen des Problembewusstseins und der Reaktanz. Unter Reaktanz versteht man den hohen sozialen Druck von nahestehenden Personen (Prof. Dr. Pieter, 2012), bei meinem Kunden, die Ehefrau. Mein Klient zeigte in den weiteren 12 Monaten keine Bereitschaft abzunehmen.

Man sagt das in der Phase der Absichtslosigkeit, keine Absicht besteht sein Risikoverhalten innerhalb der nächsten sechs Monate zu ändern. Geeignete Strategien um meinen Klienten zu Unterstützen in die nächste Phase zu gelangen sind hier die kognitiv-affektiven Strategien. Zu den kognitiv-affektiven Strategien gehören unteranderem die Steigerung des Problembewusstseins und die Wahrnehmung förderlicher Umweltbedingungen (Bengel, 2009).

Das Problem kann man dem Betroffenen nur bewusst machen, wenn er es auch sehen will, denn um ein Problem bewusst zu machen, kann man dem Betroffenen, so wie es auch die Frau meines Klienten versucht hat, Informationsmaterial zum Lesen geben, indem eben auch Folgeschäden aufgezeigt werden, wenn man sein

Verhalten nicht ändert. Um den Betroffenen zu helfen, würde ich es immer mal wieder neu versuchen ihm Infomaterialen zum Thema Übergewicht zu geben und regelmäßig das Gespräch mit ihm suchen, damit er sich mit seinem Übergewicht aktiv auseinandersetzt. Allerdings würde ich den Zeitpunkt für diese Konfrontation mit seinem Problem so gut wie möglich abpassen, damit er nicht in die Reaktanz fällt. Denn die Reaktanz könnte das Gegenteil bewirken und der Betroffene könnte sich zurückziehen. In den Gesprächen, würde ich ihm fragen was seiner Meinung nach gegen das Abnehmen spricht, damit sehe ich wie weit er in dem Prozess der Wahrnehmung seines Problems ist. Wenn er mir dann antwortet, dass es ihm gut geht und es ihm so gefällt, kann ich erst mal nichts tun um seine Barrieren abzubauen. Nachdem mehrere Gespräche keinen Erfolg brachten und ich weder Vorteile stärken noch Barrieren abbauen konnte, entschloss ich mich mit dem Betroffenen das Konsequenzsummenspiel durchzuführen. Beim diesem Spiel lasse ich mir von dem Betroffenen sagen, was kurzfristige positive Folgen sind, danach soll er die genannten Punkte notieren. Er notiert dazu folgendes Entspannung, guter Geschmack, Bedürfnisbefriedigung. Bei den kurzfristigen negativen Folgen muss er lange überlegen, so dass ich nachfrage, wie es ihm geht wenn er zwei Puddings zum Nachtisch isst. Nach einem längeren Zögern gesteht er, dass er ein schlechtes Gewissen hat und dass er danach auch immer träge wird und eigentlich zu nichts mehr Lust hat. Also wird zu den kurzfristig negativen Folgen geschrieben schlechtes Gewissen und Lustlosigkeit. Nun frage ich ihn nach den langfristigen negativen Folgen, hier zeigt sich das er die Informationsbroschüren doch gelesen hat, denn er Antwortet sehr schnell das er ein erhöhtes Risiko hat an bestimmten Krankheiten zu Erkranken. Er nimmt den Stift und schreibt als langfristige negative Folgen: Diabetes Typ 2, Atembeschwerden, Schlafapnoe, Herzkrankheiten und Rückenschmerzen auf. Bei der Frage nach langfristigen positiven Folgen sagt er sehr Leise keine. Ich konnte ihm also sein Problem durch Infomaterialien und mehreren Gesprächen doch bewusst machen.

Wahrnehmen ist die subjektive Wiederspiegelung der auf die Sinnesrezeptoren einwirkenden objektiven Reize aus der Umwelt und dem eigenen Körper. Wahrnehmung ist abhängig von Erfahrungen, Stimmungen und soziokulturellem Hintergrund. Jede Person hat einen bevorzugten Wahrnehmungskanal

(Präsenzphase , 2013). Diesbezüglich ist es gar nicht so einfach die Wahrnehmung förderlicher Umweltbedingungen zu unterstützen. Ich beginne mit Übun-
gen die das Wahrnehmen des eigenen Körpers fördern. Dazu bitte ich den Betroffenen sich bequem hinzulegen und seine Augen zu schließen. Ich rede leise
und beginne mit der Reise durch seinen Körper (autogenes Training). Nach dem
autogenen Training frage ich ihm wie er seine Reise durch den Körper empfand
und was er dabei wahrnehmen konnte. Er hat wahrgenommen das ihm zu Beginn
schwer gefallen ist meinen Anweisungen zu folgen. Aber mit ein wenig Neugier-
de für diese neue Erfahrung konnte er sich dann doch auf meine Worte einlassen
und ging die einzelnen Körperpartien angefangen bei den Haarspitzen bis zu den
Fußspitzen mit. Er stellt ebenfalls fest, dass ihn jetzt eine warme Energie durch-
strömt und er fühlt sich richtig gut. Als nächste Wahrnehmungsübung bitte ich
ihn für 2 Minuten alles zu notieren was er in seiner Umwelt wahrnimmt. Im an-
schließenden Gespräch gehen wir auf seine Wahrnehmungen ein. Dann frage ich
ihn was er so in seinem Freundes- und Bekanntenkreis wahrnimmt. Er berichtet
von einem Freund der auf Arbeit starke Probleme hat und der total kaputt ist und
dass er sich Sorgen um ihn mache. Er nimmt auch die Sorgen von seiner Frau
wahr, die sich um seine Gesundheit sorgt. Weiterhin erzählt er das er mitbekom-
men hat das eine Arbeitskollegin erzählte das ihr Bruder mit einem Programm
begonnen hat, das ihm durch Ernährungsumstellung und sportlicher Aktivität abnehmen lässt und das er bisher zweimal daran teilgenommen habe und es ihn gerade nach dem Sport richtig gut ginge.

Die zweite Phase: Absichtsbildung (Bengel, 2009)

In dieser Phase zeigt mein Klient, dass er sich aktiv mit dem Problem auseinandersetzt. Er spricht oft mit seiner Frau über das Abnehmen und liest den einen
oder anderen Artikel durch. Er äußert regelmäßig den Wunsch mit dem Abnehmen beginnen zu wollen. Jedoch wenn er sich vorstellt Abends zum Sport zu gehen, merkt er das er doch lieber vor dem Fernseher entspannen möchte. Also
setzt sich mein Klient vor den Fernseher und nascht Kekse oder er entspannt sich
vor seinem Computer und spielt sein Strategiespiel.

Auch nach dem Essen fällt es ihm schwer auf einen Nachtisch zu verzichten, meistens gönnt er sich weiterhin zwei Puddings. Auch in dieser Phase zeigt mein Klient die charakteristischen Verhaltensweisen, die Typisch für diese Phase sind.

In der Phase der Absichtsbildung wird erwogen sein Risikoverhalten innerhalb der nächsten sechs Monate zu ändern. Auch in dieser Phase sind die kognitiv-affektiven Strategien geeignet um meinen Kunden dabei zu unterstützen in die nächste Phase überzugehen. Weitere kognitiv-affektive Strategien sind emotionales Erleben und Selbstneubewertung (Bengel, 2009).

Um bei meinem Klienten das emotionale Erleben zu fördern, frage ich ihm: „Was stört Sie an Ihren jetzigen Verhalten?" Er antwortet mir das es ihm stört das er es nicht schafft nur einen Pudding zum Nachtisch zu Essen und das er dadurch ein schlechtes Gewissen hat. Das schlechte Gewissen bringt ihm dann dazu sich mit Computerspielen abzulenken oder eben doch vor dem Fernseher weiter zu Naschen. Es ärgert ihm auch das er ständig den Wunsch mit dem abnehmen zu beginnen nach hinten verschiebt, weil wenn er sich vorgenommen hat sich darum zu kümmern, er seinem starken Bedürfnis nach Entspannung nachkommt. Es stört und nervt ihn nicht wenn seine Frau ihm darauf anspricht, er unterhält sich gerne mit Ihr darüber, aber es fehle ihm an Entschlossenheit und er gebe in diesen Situationen seinen Bedürfnissen nach. Ich schlage meinen Klienten vor auf einem Blatt Papier zwei Waagschalen zu zeichnen. In die rechte Schale soll er alle Vorteile wenn er abnimmt eintragen und in die linke Schale alle Nachteile. Wenn er damit fertig ist, bitte ich ihn zu jedem Punkt ein Gewicht zu verteilen. Mein Klient zeigt mir folgende Gewichtung:

21

Vorteile:	Nachteile:
- Weniger Gelenkschmerzen 15 kg	- zu hohe Kosten 10 kg
- Wohlbefinden 10 kg	- anstrengend 20 kg
- niedrigeres Krankheitsrisiko 9 kg	- hoher Zeitaufwand 16 kg
- gesünder leben 5 kg	- schlechtes Gewissen 8 kg
- Leistungsfähiger 10 kg	54 kg
. - bessere Figur 2 kg	
51 kg	

Abb. 4 : Kosten-Nutzen- Waage des Klienten (Eigene Darstellung, 2013)

Nun versuche ich bei meinem Klienten seine Nachteile (Barrieren) abzubauen, indem ich ihm frage: „ Was finden Sie anstrengend? " Er erwidert, dass ihm alles zu viel Aufwand ist, denn er muss seine Möglichkeiten in Erfahrung bringen, die unterschiedlichen Angebote vergleichen und wenn er dann anfängt, darf er es nicht abbrechen. „ Was empfinden Sie, bei dem Gedanken nicht durchzuhalten?" Er empfindet Enttäuschung bei dem Gedanken nicht durchzuhalten, denn er möchte ja abnehmen, um seine Gelenke zu schonen und die Gesundheitsrisiken zu minimieren. Bei der Frage wer ihm unterstützen könnte, antwortete er leicht gereizt, das ich doch Wisse, dass seine Frau ihm unterstützt. Ich setzte das Gespräch mit weiteren offenen Fragen fort und gehe über seine Vorteile aufzuzählen und diese zu Stärken. Das mache ich indem ich seine Selbstwirksamkeitserwartung stärke.

In der Selbstneubewertung stärke ich die Selbstwirksamkeitserwartung. Um die Selbstwirksamkeitserwartung zu erhöhen, erinnere ich meinen Klienten an seine Kompetenzen, ich lobe ihn für Dinge die er gut gemacht hat. Frage ihm wie er in ähnlichen Situationen verfahren ist. Ich versuche ihm erst mal Teilziele formulieren zu lassen, damit er erkennt, dass er es schafft mit dem Abnehmen zu beginnen. Im konkreten Fall lobe ich meinen Klienten dafür, dass er sich alleine Informationsmaterial zum Thema Übergewicht herausgesucht hat und sich mit seiner Frau darüber austauscht.

Ich bestärke ihm den nächsten Schritt zu tun, nämlich sich zu erkundigen was er für Möglichkeiten hat. Dazu frage ich ihn nochmal nach dem Bruder der Kollegin, wie es dem ergeht und ob er sich das auch vorstellen kann. Denn wenn er sich mit dem Bruder von seiner Kollegin identifiziert, stärkt dies auch die Selbstwirksamkeitserwartung, und mein Klient sagt sich, was der kann, kann ich auch. Als ich meinen Klienten auf den Bruder seiner Kollegin anspreche, erzählt er mir, dass der Bruder seiner Kollegin sich super fühlt und auch schon 5 kg abgenommen hat. Er erzählt auch, dass er ihn bewundert, aber er selber traue sich das nicht zu. Ich frage nach: „ Was trauen Sie sich nicht zu?" Er traut sich nicht zu durchzuhalten. „Wie haben Sie bisher ähnliche Situationen erfolgreich gemeistert?" Seine Reaktion auf diese Frage dauerte einen großen Augenblick, man sah dass er nachdenkt und er vertraute mir an, das er meistens einfach begonnen hat ohne darüber nachzudenken, was passiert wenn es schiefgeht. Meine nächste Frage, die ich ihm stellte war: „ Was können Sie tun, um mit dem Abnehmen anzufangen?" Mein Klient sagte er könne einfach beginnen sich nach Möglichkeiten umzusehen und mit seiner Frau die Möglichkeiten durchsprechen und wenn er eine Wahl getroffen hat, mit dem Programm starten ohne darüber nachzudenken ob er es schafft oder nicht. Außerdem hat er ja seine Frau die ihm unterstützt.

3.Phase: Vorbereitung (Bengel, 2009)

Mein Klient ist dabei im Internet nach einem geeigneten Programm zur Gewichtsreduzierung zu sehen und achtet auf Angebote im Briefkasten. Des Weiteren lässt er sich auch von seiner Krankenkasse beraten. Seine Kollegin hat ihm eine Informationsbroschüre mitgebracht, von dem Programm an dem ihr Bruder mit Erfolg teilnimmt. Er vergleicht die Angebote miteinander, also wer bietet was und wann. Und was kostet es. Die Angebote der Krankenkasse kann mein Kunde nicht nutzen, weil die Zeiten in seiner Arbeitszeit liegen oder um eine Zeit wo er lieber mit seinem Sohn beim Fußball ist. Er entscheidet sich dafür zwei Termine zur Probestunde zu vereinbaren, einmal bei dem Programm des Bruders seiner Kollegin und einmal ein Angebot aus dem Internet.

In der Phase der Vorbereitung wird angestrebt sein Risikoverhalten innerhalb der nächsten 30 Tage zu ändern und man beginnt schon mit den Vorbereitungen. Mit Verhaltensstrategien kann man seinen Kunden beim Schritt in die nächste Phase unterstützen. Geeignet sind hierbei die Selbstverpflichtung und der Nutzen hilfreicher Beziehungen (Bengel, 2009).

Um meinen Klienten bei dem Übergang in die Handlungsphase zu unterstützen, erstelle ich mit ihm einen Handlungsplan und einen Selbstvertrag, dies ist die Strategie der Selbstverpflichtung. Dazu frage ich meinen Kunden wie es weitergeht. Er erzählt mir, dass er sich zwei Programme zur Gewichtsreduzierung ansehen möchte. „ Was meinen Sie wann sie die Termine vereinbaren? " Mein Klient sagt so schnell wie möglich. „ Also Anfang oder Ende der Woche?" Anfang der Woche. „Wie lange glauben Sie brauchen Sie um sich zu entscheiden?" „ Je nach dem wann die Termine sein werden, vermutlich innerhalb der nächsten 4 Wochen." Wir nehmen in seinen Handlungsplan folgende Punkte auf Termin vereinbaren am Montag(2.4.) oder Dienstag (3.4.). Die Termine wahrnehmen, gegebenenfalls einen zweiten Probetermin vereinbaren. Spätestens in vier Wochen (spät. am 1.5.) Vertrag unterzeichnen. Ab 1.5. regelmäßig am Programm zur Gewichtsreduzierung teilnehmen. „ Würden Sie jetzt bitte Ihren selbsterstellten Handlungsplan mit Ihrer Unterschrift bestätigen?" Der Klient unterschreibt seinen Handlungsplan. Nun, erstelle ich mit ihm noch den Selbstvertrag. Wir erarbeiten auch beim Selbstvertrag die Punkte gemeinsam.

<u>Selbstvertrag</u>

Dieser Vertrag besteht mit mir selber: Mario Musterhausen

§1 Programm zur Gewichtsreduktion

Ich schließe einen Vertrag mit einer Organisation/Verein ab, die ein Programm zur Gewichtsreduzierung anbietet.

(1) Ich nehme regelmäßig an diesem Programm teil.

(2) Die Ernährungsvorschläge setzte ich, so gut es geht in den Alltag um.

§2 Selbstständigkeitserklärung

(1) Es ist mein eigener Wunsch mit mir selbst diesen Vertrag abzuschließen.

Datum   Unterschrift

Abb. 5 : Beispiel des Selbstvertrages (eigene Darstellung, 2013)

Auch den Selbstvertrag wird von meinem Klienten unterschrieben.

Nutzung hilfreicher Beziehungen hat die Frau meines Klienten übernommen. Sie hat ihn an die Telefonate erinnert und wird ihn bei der gesamten Verhaltensänderung unterstützen.

<u>Phase 4:</u> Handlung (Bengel, 2009)

Mein Klient hat die Probestunden wahrgenommen und hat sich für das Programm des Bruders seiner Kollegin entschieden. Seine Frau freut sich sehr, dass ihr Mann angefangen hat mit dem Programm zur Gewichtsreduktion. Er selber sagt ihm geht es seither besser und er geht sehr gerne hin, er ist überrascht, dass er das Entspannen vor dem Fernseher nicht vermisst. Auch in dieser Phase zeigt mein Klient die typischen Verhaltensweisen, trotz des hohen Zeitaufwandes freut er sich jedes Mal auf das Programm, er zeigt ein großes Engagement.

Die Handlungsphase beträgt ungefähr sechs Monate. Denn das Gesundheitsverhalten wird seit weniger als sechs Monaten ausgeführt. In dieser Phase ist das Risiko eines Rückfalles sehr groß. Um einen Rückfall zu vermeiden und den Übergang in die nächste Phase zu unterstützen, eignen sich auch hier Verhaltensstrategien. Es eignet sich hier (Selbst-)verstärkung und die Gegenkonditionierung anzuwenden (Bengel, 2009).

Ein konkretes Beispiel für die (Selbst-)verstärkung ist das operante Konditionieren. Beim operanten Konditionieren wird in Abhängigkeit von positiven (verstärkenden) und negativen (bestrafenden) Konsequenzen die Wahrscheinlichkeit der Veränderung des auftretenden Verhaltens beeinflusst. Man arbeitet also mit positiven und negativen Verstärkern (Winkel, 2006).
Das bedeutet das man wenn man etwas gut macht sich belohnt, z.B.: nach dem Sport belohnt man sich mit einem Proteinshake. Es kann aber auch negativ Verstärkt werden, hierfür wäre wenn ich nicht zum Sport gehe, bekomme keine Ermahnung, wie normalerweise, ein Beispiel.
Mein Klient wird von seiner Frau mit einer Massage gelobt, wenn er vom Gewichtsreduktionskurs nach Hause kommt.

Ein konkretes Beispiel für die Gegenkonditionierung ist die klassische Konditionierung, die besagt das der Lernprozess in einer Verknüpfung von unterschiedlichen Reizen besteht. Allerdings ist die zeitliche Abstimmung der Reize von großer Bedeutung. Der neutrale Reiz löst nur eine Reaktion aus, wenn er zu den ursprünglichen Reizen in zeitlicher Nähe stattfindet (Winkel, 2006).
Mein Klient isst beim Fernsehen keine Süßigkeiten mehr, stattdessen greift er zu Gemüsesticks.

<u>Phase 5:</u> Aufrechterhaltung (Bengel, 2009)

Mein Klient ist immer noch mit Freude bei dem Gewichtsreduktionsprogramm. Die Ernährungsumstellung, war zu Beginn nicht so leicht, ist aber jetzt fester Bestandteil seines Alltages geworden. Seine Frau unterstützt ihn weiterhin. Die ganze Familie hält sich an den Essensplan. Auch jetzt spricht seine Frau ihm Lob aus, macht ihm Komplimente und überlegt sich wie sie ihrem Mann Überraschen kann, wenn er weiterhin regelmäßig an seinem Programm teilnimmt. Der Sohn gibt seinen Vater auch Anerkennung, denn er freut sich immer sehr mit Papa Fußball zu spielen. Das motiviert meinen Klienten weiterzumachen.

Die Aufrechterhaltungsphase beginnt wenn man sein Gesundheitsverhalten länger als sechs Monate beibehält. Um ein Rückfall zu vermeiden und die Phase aufrecht zu erhalten können auch wieder Verhaltensstrategien angewendet werden. Hier ist die Strategie der (Selbst-)verstärkung und Stimuluskontrolle einsetzbar.

Bei der Selbstverstärkung greift wieder die operante Konditionierung. Also das Verstärkungslernen.

Mein Klient bekommt in bestimmten Abständen von seinem Gewichtsreduktionsprogramm für die aktive Teilnahme Geschenke, z.B.: nach drei Monaten einen kostenlosen Proteinshake, nach sechs Monaten ein kostenloses Personaltraining usw.

Die Stimuluskontrolle findet auch über die klassische Konditionierung statt. Mein Klient hat seine gepackte Sporttasche immer im Auto, damit er jederzeit sportlich aktiv sein kann.

4.0. Zusammenfassung

Wenn Menschen ihr Verhalten ändern wollen, haben sie einen langen Weg vor sich, den leider nicht alle durchhalten. Viele beginnen mit einer Verhaltensänderung und brechen dann wieder ab. Ob jemand auf lange Sicht das neue Verhalten in den Alltag integriert bekommt, hängt von vielen Faktoren ab. Ein nicht zu unterschätzender Faktor ist die Selbstwirksamkeitserwartung, aber auch die soziale Umwelt kann sehr unterstützend für den Betroffenen sein. Die kleine Umfrage zur Selbstwirksamkeitserwartung zeigt, dass es individuell verschieden ist, wie hoch sie ausfällt. Es gibt verschiedene Modelle die Personen dabei helfen sollen ihr Verhalten dauerhaft zu ändern. Hier wäre das Rubikon-Modell und das Transtheoretische Modell (im nachfolgenden TTM) zu erwähnen. Der Unterschied zwischen dem Rubikon-Modell und dem Transtheoretischen Modell besteht hauptsächlich darin das im TTM für alle Phasen eine ungefähre Zeitangabe angegeben wird. Das TTM hat auch mehr Phasen, beispielsweise fehlt dem Rubikon-Modell die Phase der Absichtslosigkeit. Auffallend jedoch ist, das die Wege wie man seinen Klienten motiviert mit der geplante Verhaltensänderung zu beginnen in den ersten beiden Phasen identisch sind. Jeder Klient muss, bevor er wirklich in die Handlung übergeht ein präzises und realistisches Ziel, mit dem er sich identifiziert, formulieren. Dabei gibt es verschiedene Möglichkeiten den Kunden zu unterstützen beispielsweise durch eine Mind-map und/oder mit der Kosten-Nutzen-Waage und ähnlichem. Auch während der Verhaltensänderung ist es für den Kunden wichtig Unterstützung zu erhalten z.B.: durch Loben, Hervorheben der eigenen Kompetenzen, durch Belohnungen usw. Der Klient kann entweder durch eine Beratung oder durch ein Coaching unterstützt werden.

5.0. Literaturverzeichnis

Präsenzphase . (2013).

Bengel, J. J. (2009). *Handbuch der Gesundheitspsychologie und Medizinischen Psychologie.* Göttingen: Hogrefe.

Borstnar, N. /. (2004). *Selbstmanagement mit System: Das Leben proaktiv gestalten.* Kiel: Verlag Ludwig.

Fischer, M. (2009). *Erfolgreiches Coaching für das Personalwesen.* Zürich: Praxium-Verlag.

Gollwitzer, P. M. (1991). *Abwägen und Planen.* Göttingen: Hogrefe.

Prof. Dr. Pieter, A. (2012). *Psychologie des Gesundheitsverhaltens.* Saarbrücken: Deutsche Hochschule für Prävention und Gesundheitsmanagement.

Winkel, S. /. (2006). *Lernpsychologie.* Paderborn: Verlag Ferdinand Schöningh GmbH & Co. KG.

6.0. Verzeichnisse

Tabellenverzeichnis

Abbildungsverzeichnis